DE L'EMPLOI
MÉTHODIQUE
DES EAUX MINÉRALES
DANS LE TRAITEMENT RATIONNEL

DES

AFFECTIONS CUTANÉES DARTREUSES.

EXTRAIT

D'un ouvrage inédit sur les ENTOMOGÉNOSES cutanées, comparées dans les végétaux et les animaux en général, et chez l'homme en particulier.

PAR J. HEREAU,

PROFESSEUR DE PATHOLOGIE CUTANÉE,
ancien chirurgien ordinaire de Madame mère de l'Empereur, et premier chirurgien de l'Impératrice Marie-Louise,
Inspecteur du travail des enfants dans les manufactures de la ville de Paris.

> La dermatologie, c'est de l'histoire naturelle faite sur les maux de l'humanité.
> ALIBERT.

PRIX : 2 FRANCS.

PARIS,
CHEZ LABÉ, LIBRAIRE DE L'ÉCOLE DE MÉDECINE,
PLACE DE L'ÉCOLE-DE-MÉDECINE, 4.

1845

DE L'EMPLOI

MÉTHODIQUE

DES EAUX MINÉRALES

DANS LE TRAITEMENT RATIONNEL

DES

AFFECTIONS CUTANÉES DARTREUSES.

EXTRAIT

D'un ouvrage inédit sur les ENTOMOGÉNOSES cutanées, comparées dans les végétaux et les animaux en général, et chez l'homme en particulier.

PAR J. HEREAU,

PROFESSEUR DE PATHOLOGIE CUTANÉE,
ancien chirurgien ordinaire de Madame mère de l'Empereur, et premier chirurgien de l'Impératrice Marie-Louise,
Inspecteur du travail des enfants dans les manufactures de la ville de Paris.

> La dermatologie, c'est de l'histoire naturelle faite sur les maux de l'humanité.
> ALIBERT.

PARIS.

CHEZ LABÉ, LIBRAIRE DE L'ÉCOLE DE MÉDECINE,

PLACE DE L'ÉCOLE-DE-MÉDECINE, 4.

1845

IMPRIMERIE DE HENNUYER ET TURPIN, RUE LEMERCIER, 24.
Batignolles.

A MONSIEUR

LE MINISTRE DE L'AGRICULTURE

ET DU COMMERCE.

MONSIEUR LE MINISTRE,

Les eaux minérales, envisagées sous le rapport industriel, sont des richesses d'autant plus précieuses, qu'en général elles sourdent de localités naturellement infertiles, qui, sans elles, seraient condamnées à une pauvreté perpétuelle. Sous le rapport médical, elles offrent un remède inépuisable tout prêt, soit que les malades aillent les prendre sur place, soit qu'on les transporte en tous lieux pour leur usage. Malheureusement, exploitées chaque jour davantage et toujours aussi mal aménagées, elles ne suffisent déjà plus, dans quelques-unes des sources les plus fréquentées, aux besoins de la consommation. — ECONOMISER LES EAUX ET LES RENDRE PLUS EFFICACES, à notre point de vue spécial, tant en augmentant la quantité de leurs principes salutaires qu'en modifiant le mode de leur application, tel est le sujet que nous nous sommes proposé de traiter dans ce mémoire et que nous résumerons ici en ces quelques propositions :

1° Tous les agents minéralisateurs des eaux médicinales naturelles, la soude surtout, sont efficaces contre les affections cutanées.

2° Les proportions toujours insuffisantes des sels alcalins et la température trop élevée ou trop basse de la plupart des eaux minérales, nuisent également à leur complète efficacité : l'art doit y suppléer.

3° Basé sur une étiologie erronée des affections dartreuses, le mode d'emploi des eaux minérales actuellement adopté dans le traitement de ces maladies, qu'on l'envisage soit au point de vue économique, soit sous le rapport thérapeutique, est défectueux ; il doit être changé.

4° L'eau médicamenteuse rendue, par l'art, plus riche en principes minéralisateurs, graduée selon les cas et employée sous la forme de simples ablutions, à la manière des anciens, est le procédé qui doit être préféré à l'usage actuel des bains par immersion prolongée.

5° Sous le rapport de la prophylactique, aussi bien que sous celui de la thérapeutique des maladies dartreuses, les bains d'eau minérale artificielle et les bains simples eux-mêmes, comme nous les entendons, seraient de la plus grande utilité dans les casernes, sur les vaisseaux, dans les hôpitaux, les prisons, les établissements d'éducation, les grands ateliers.

6° L'administration, en prenant l'initiative de la création d'un de ces établissements modèles dans un des grands centres de population, introduirait dans cette importante partie de l'hygiène publique une amélioration devenue urgente, aujourd'hui que les progrès de l'industrie amènent avec eux la propagation toujours croissante de ces maladies.

Cet exposé terminé, il nous reste, monsieur le Ministre, à appeler votre attention sur le mémoire que nous avons l'honneur de vous soumettre, vous priant, si vous en jugez les vues utiles, d'ordonner qu'il soit réimprimé et envoyé aux administrations que cela concerne.

Nous vous demandons en outre, monsieur le Ministre, de vouloir bien nous faciliter les moyens de prouver, par un essai authentique, les avantages que nous attribuons aux bains d'eaux minérales employés suivant nos procédés.

Nous avons l'honneur d'être, avec un profond respect,

monsieur le Ministre,

Votre très-humble et très-obéissant serviteur,

Le Dr HEREAU,
rue d'Astorg, 18.

Le 1er mai 1845.

AVANT-PROPOS.

Le travail que nous publions aujourd'hui a pour objet de démontrer pourquoi, dans le traitement des affections cutanées, la vertu des eaux minérales est si souvent trompeuse, quoique toujours autant vantée. Ce résultat, qu'il faut sans doute attribuer en partie à l'ignorance où l'on est resté jusqu'à ce jour touchant la véritable cause de la plupart de ces déplorables lésions, est dû certainement bien plus encore à ce qu'on a négligé de se servir, au profit de ce précieux agent thérapeutique, des connaissances acquises par la chimie moderne, et de rechercher quelle en est la substance efficace.

Depuis trente ans que nous sommes en possession de l'idée que la plupart des affections cutanées dartreuses sont, comme la gale, occasionnées par des animalcules parasites, bien des substances ont été essayées par nous, bien des procédés différents ont été tour à tour employés dans le traitement rationnel que nous leur opposons. Mais tous ces remèdes, l'expérience nous les a montrés quelquefois insuffisants et trop souvent inapplicables ou dangereux. Plusieurs, par leur nature même, leur couleur et leur odeur, causent aux malades une répugnance invincible, comme le mercure, la créosote, le goudron, le soufre, etc. Enfin après une expérimentation méthodique, persévérante, nous avons reconnu que les substances alcalines maniées avec intelligence sont, de tous les remèdes à opposer aux maladies cutanées, les plus faciles à employer, les plus inoffensifs, les moins coûteux et les plus efficaces.

Ajoutons que s'il était permis de juger de l'utilité d'une substance par l'abondance avec laquelle elle est répandue dans la nature et par la facilité avec laquelle elle peut être recueillie, la soude, que la terre recèle en bancs immenses, dont l'eau des mers est saturée, dont les plantes qui y croissent sont imprégnées, que les eaux douces elles-mêmes contiennent ; la soude, qui fait partie de l'organisme des animaux et de l'homme, et qui est de toutes les substances de la matière médicale la plus assimilable, sera, nous l'espérons au moins, admise par la médecine comme un nouveau remède contre des maux que jusqu'ici elle a trop souvent combattus sans succès.

Le haut degré de saturation auquel on peut porter la solution, en rendant son transport facile, permet de l'employer partout et à toutes les doses, sous la forme de bains d'ablution, de lotions, de collyres, d'injections, etc.

On peut même prévoir que toutes les excellentes qualités que possède ce précieux remède, permettra de l'employer un jour comme un cosmétique préservatif des maladies dartreuses ; et c'est là surtout le résultat auquel, dès ce moment, devront tendre tous les efforts ; car si jusqu'ici il a été si difficile de guérir ces déplorables infirmités, nous sommes convaincu qu'il serait toujours très-aisé de les prévenir.

Nous croyons en avoir assez dit ici pour faire connaître les raisons qui nous ont fait adopter le traitement que nous opposons aux maladies qui font le sujet de ce mémoire. Il nous reste maintenant à prouver l'innocuité parfaite, ainsi que l'efficacité constante du remède, et à faire connaître l'art d'en diriger l'emploi.

DE L'EMPLOI

DES EAUX MINÉRALES

DANS LE TRAITEMENT

DES MALADIES CUTANÉES.

APERÇU SUR LA COMPOSITION DES EAUX MINÉRALES.

En considérant l'eau comme l'un des éléments constituants de tous les corps, en la nommant le grand dissolvant de la nature, les anciens en constataient les seules propriétés que l'état de leurs connaissances leur permettait d'apercevoir : il était réservé aux progrès des sciences physiques d'en démontrer la composition, de faire connaître les combinaisons dont elle est susceptible, de montrer son action sur les corps et de prouver la réaction de ceux-ci sur elle. Envisagée sous ces différents points de vue, l'étude de l'eau, comme moyen thérapeutique, acquiert un haut degré d'intérêt.

L'eau pure (protoxyde d'hydrogène) n'existe pas dans la nature, si ce n'est à l'état solide ou de glace, ou à l'état de vapeur, dans l'atmosphère. On l'obtient artificiellement par l'évaporation ou par la distillation.

L'eau des glaces ou des neiges fondantes et

l'eau des pluies qui coule à la surface de la terre ou qui s'infiltre dans ses couches profondes, y subit, suivant les corps avec lesquels elle est en contact, des modifications qui changent ou les proportions des éléments de sa composition, ou lui communiquent des propriétés que l'hygiène doit corriger quelquefois et que souvent la thérapeutique utilise.

De ces combinaisons et décompositions fréquentes que l'eau éprouve, des produits de ces nombreuses dissolutions ou des simples suspensions des corps dont elle se charge suivant la nature des roches à travers lesquelles elle filtre, ou suivant celle des terrains sur lesquels elle coule ou s'épanche, il résulte que partout l'eau dite la plus pure, la plus potable, contient, en proportions variables, un certain nombre de substances minérales, le plus souvent à l'état de sels et quelquefois de gaz produits par les réactions inévitables de ces différents corps les uns sur les autres.

Les proportions de ces substances hétérogènes dans l'eau peuvent être telles que celle-ci devienne impropre aux usages alimentaires et domestiques auxquels elle est destinée, comme l'eau des marécages, celle de certaines sources incrustantes, de certains lacs d'où sont recueillis le nitre et le bitume; enfin, comme l'eau des mers qui fournit le sel commun. En ce sens toutes les eaux sont minérales, plus ou moins; mais dans le langage ordinaire, on ne désigne ainsi que celles qui sourdent de la terre et qui contiennent en dissolution une quantité de matières étrangères assez grande pour être impotables, c'est-à-dire pour être sapides, odorantes quelquefois, et pour exercer sur les organes intérieurs et sur la peau une action marquée.

Par sa température naturelle, qui, dans quelques sources, atteint celle de l'ébullition, l'eau acquiert une qualité dissolvante bien supérieure à celle de l'eau froide. Cependant les eaux chaudes ou thermales ne sont pas toutes minérales dans la plus rigoureuse acception du terme, il en est même qui ne contiennent pas un atome de principes minéralisateurs fixes; tandis que les eaux froides sont en général, de toutes les eaux minérales, les plus denses et les plus salines.

Les principes minéralisateurs qui constituent l'eau à l'état d'eau minérale proprement dite (au nombre desquels on comprend le calorique) ont fait distinguer les eaux minérales en *froides*, *tempérées* et *chaudes;* en eaux *gazeuses* ou *acidules;* en eaux *sulfureuses;* en eaux *ferrugineuses* et en eaux *salines*.

Un simple coup d'œil jeté sur le tableau ci-joint, formé sur les documents réunis par M. Boutron-Charlard [1], fera voir combien sont mal fondées ces classifications arbitraires.

Si l'on compare entre elles les analyses des sources les plus minérales de chaque lieu, soit en France, soit à l'étranger, on trouve qu'aux pro-

---

[1] In-8°. Paris, Louis Colas.

portions près, TOUTES CES EAUX SONT FORMÉES D'ÉLÉMENTS A PEU PRÈS SEMBLABLES, LA PLUPART ALCALINS. Ce résultat inattendu, qui cadre si mal avec l'incroyable variété des propriétés thérapeutiques,

EAUX SULFUREUSES.

NOMS DES SOURCES.	TEMPÉRATURE.	PRINCIPES MINÉRALISATEURS.	QUANTITÉS.
		Eau, 1 litre.	litre.
		Azote.	0,004
			gr.
		Sulfure de sodium	0,042100
		Sulfate de soude	0,050042
		Chlorure de sodium	0,040050
BARÈGE. Buvette.	42°	Silice	0,067826
		Chaux	0,002902
		Magnésie	0,000344
		Soude caustique	0,005100
		Potasse caustique	Traces.
		Ammoniaque	*Id.*
		Barégine	*Id.*
			0,208364

EAUX ACIDULES.

Principes minéralisateurs.

		Eau, 1 litre.	litre.
		Acide carbonique	0,562
			gr.
		Carbonate de soude	5,3240
		— de chaux	0,6103
VICHY. Célestins.	19° 75	— de magnésie	0,0725
		Chlorure de sodium	0,5790
		Sulfate de soude	0,2754
		Oxyde de fer	0,0059
		Silice	0,1131
			6,9802

souvent même opposées, qui leur sont attribuées, fortifie l'opinion que nous avons toujours émise *à priori* de l'incontestable vertu antiherpétique dont elles étaient toutes plus ou moins douées.

EAUX FERRUGINEUSES.

NOMS DES SOURCES.	TEMPERATURE.	PRINCIPES MINÉRALISATEURS.	QUANTITÉS.
		Eau, 1 litre.	litre.
		Acide carbonique.......	0,050
			gr.
		Chlorure de magnésium..	0,6650
		Chlorure de calcium.....	0,1250
		— de sodium.....	0,0625
		Sulfate de chaux........	0,2750
RENNES. Bain fort.	51° 2	— de fer...........	»
		— de magnésie.....	»
		Carbonate de magnésie...	0,2375
		Carbonate de chaux.....	0,2050
		— de fer........	0,1125
		Silice.................	0,0075
		Perte.................	0,0125
			1,7025

EAUX SALINES.

Principes minéralisateurs.

		Eau, 1 litre.	
Eau de mer. Océan.	13° 16	Chlorure de sodium.....	32,155
		Chlorure de magnésium..	8,771
		Sulfate de chaux........	1,039
			41,965

L'eau des mers du littoral de la France, qui est de toutes ses eaux la plus minérale, est bien loin encore du point de saturation saline où nous la voulons. Cette eau cependant et celle des sources de Seidchutz, de Sedlitz et de Pullna surtout, les seules des eaux connues qui, pour le traitement rationnel, approchent le plus du degré souhaitable de concentration des principes minéralisateurs [1], seraient sans contredit les plus efficaces si elles étaient à l'état thermal. Mais leur température naturelle qui, dans les dernières de ces sources, est seulement de 8° 25, sera toujours un obstacle à ce que leur usage ait, pour le plus grand nombre des cas, les résultats qu'on devrait en attendre, jusqu'au jour où leur vertu antiherpétique mieux appréciée amènera les améliorations souhaitables que nous proposons, soit dans la disposition du local, soit dans le mode d'administration du remède.

DE L'EMPLOI THÉRAPEUTIQUE DES EAUX MINÉRALES.

Si l'on mettait en parallèle la composition des différentes sources avec les propriétés thérapeutiques qui leur sont attribuées, on verrait que la propriété antidartreuse de la plupart des eaux minérales est, de toutes leurs nombreuses qualités, celle qui est la plus généralement admise; c'est aussi celle que nous leur contestons le moins.

---

[1] Seidchutz, 21,752.
Sedlitz, 33,576.
Pullna, 62,440.

Au point de vue de la théorie nouvelle que nous professons sur la cause et le traitement des maladies cutanées dartreuses (entomogénoses cutanées), nous reconnaissons que l'usage raisonné des eaux minérales a une haute importance. Malheureusement, basée jusqu'ici sur une étiologie toujours erronée, la pathologie de ces lésions n'a jamais employé qu'en aveugle le plus précieux des agents du traitement rationnel.

Les eaux dites sulfureuses qui, dans l'opinion du monde et aux yeux des médecins eux-mêmes, jouissent d'une sorte de privilége pour la guérison des dartres, doivent-elles bien leur vertu spécifique au gaz qui les caractérise? Cette question que s'étaient déjà proposée MM. Anglada et Lonchamp, dont l'autorité est généralement reconnue, doit être, dans notre opinion, résolue négativement. Que l'hydrogène sulfuré existe à l'état libre dans les eaux minérales, ou que son dégagement résulte de la décomposition de l'eau, l'oxygène se combinant aux bases, on ne peut lui reconnaître qu'une très-faible action sur la peau. Quant à la valeur de ce gaz comme moyen de la thérapeutique interne, qu'il soit combiné à l'eau ingérée ou injectée, ou que, par le fait de son dégagement, il soit mêlé à l'air respirable, son action, bonne ou mauvaise, sur l'économie en général et sur l'organe de la respiration en particulier ne ressortit pas de notre sujet.

Par leur composition, les eaux dites sulfureuses sont, pour nous, bien moins efficaces que les eaux salines proprement dites, et sous ce rapport il faut, dans leur usage, regarder le dégagement du gaz hydrogène comme un très-grave inconvénient que ne rachète nullement son indirecte et très-douteuse utilité. Puisque ces eaux ne contiennent à l'état de combinaison que peu ou point de soufre et point d'acide hydrosulfurique, c'est donc aux sels alcalins seuls et surtout à l'hydrosulfate de soude qui s'y trouvent, en quantité peu notable il est vrai, qu'il faut attribuer leur incontestable qualité antipsorique, antiherpétique, acaricide enfin.

Longtemps la complication des médicaments fut regardée comme l'indice de leurs vertus curatives; la *thériaque* et le *diascordium* étaient alors des panacées, des remèdes à presque tous les maux: aujourd'hui on recherche dans une substance la partie efficace et on l'isole de celles qui, simplement inertes, ou répugnantes par leur odeur, leur saveur ou leur masse même, en rendaient l'usage désagréable ou nuisible. De l'opium est sortie la morphine; du quinquina, la quinine; de l'ipécacuanha, l'émétine; de l'éponge et des varecs, l'iode; etc. L'analyse, en séparant les éléments dont est formée l'eau minérale, substance naturelle aussi très-complexe, ouvre à la thérapeutique expérimentale une veine de recherches dont les ressources ont été trop longtemps méconnues ou négligées.

Dans les sources minérales, l'eau n'est que l'excipient où la substance médicamenteuse trop délayée, trop étendue, n'a pas le degré d'action nécessaire pour neutraliser la cause de la maladie qu'elle a cependant la vertu de guérir. Isolées et amenées à l'état de substances simples de la matière médicale, les bases alcalines, parties efficaces des eaux qui les recèlent, peuvent alors être dosées et employées suivant les cas, la susceptibilité de la peau, etc.

L'empirisme méthodique, qui oppose avec tant de succès le mercure à la syphilis, l'iode aux scrofules, le quina aux fièvres, l'opium aux névroses, n'a rien encore contre les dartres. La soude, que nous proposons comme antiherpétique, n'a dans son mode d'action rien d'occulte : l'effet révèle la cause.

Sous le rapport thérapeutique, dans le traitement rationnel des entomogénoses cutanées, l'action des eaux minérales, sous quelque forme qu'on les administre, est hydropathique, homœopathique, et surtout toxique de la cause animée qui les produit.

Considérée comme agent thérapeutique, l'eau, quant à son action dans ses trois états, solide, liquide et fluide, n'a peut-être pas été assez étudiée. En l'employant exclusivement comme remède, l'hydropathie elle-même en sait-elle tirer tout le parti possible? Opposées aux affections cutanées, les eaux minérales agissent d'abord comme eau, ensuite et surtout comme substance médicamenteuse. Ces deux qualités, les seules qu'apprécient bien nos sens, fixeront notre attention.

Disons d'abord que, pour nous, le traitement réel des affections dartreuses par les eaux minérales est tout entier dans l'appréciation judicieuse des indications ou contre-indications qui décident des doses et du mode d'emploi. Il en est des moyens topiques comme des médicaments administrés à l'intérieur; rien n'est variable comme les effets médiats ou immédiats qu'ils produisent, sous les rapports physiques, physiologiques ou thérapeutiques. Tel agent ou tel mode qui ne produira aucun effet sensible sur une partie, occasionnera une vive irritation sur une autre; ou bien, telle dose qui n'impressionnera que légèrement un sujet, suscitera une forte inflammation chez un autre.

L'étendue et l'état de la surface sur laquelle on agit sont encore des considérations qu'il faut toujours avoir en vue, soit dans la forme médicamenteuse à donner au remède, soit dans son mode d'administration. Sur une surface sèche ou peu étendue, on appliquera impunément des préparations très-actives; sur une partie dénudée, sur tout un membre, sur le corps entier, le même moyen, employé aux plus faibles doses, produira des accidents locaux ou généraux qui forceront à le suspendre.

Aussi, longtemps encore, toujours peut-être, il en sera du traitement des dartres par les eaux minérales comme il en est aujourd'hui de celui de la syphilis, de la scrofule, de la gale; l'emploi banal de leurs prétendus spécifiques ne constituera jamais un traitement constamment efficace, toujours inoffensif et facilement applicable par le malade lui-même. Mais si, pour guérir ces hideuses maladies, l'intervention du médecin est maintenant nécessaire, désormais, par nos efforts, nous l'espérons au moins, il n'en sera plus de même pour l'art de les prévenir; des substances inoffensives, employées comme simples cosmétiques, seront les moyens vulgaires que chacun pourra opposer aux premiers symptômes d'un mal qui n'est redoutable qu'autant qu'on le méconnaît, qu'on le néglige ou qu'on en ignore le remède.

Quelles que soient la nature et les proportions des principes minéralisateurs des eaux prises en boisson, l'eau qui en est le véhicule conserve toujours ses qualités d'eau proprement dite. L'hydropathie, en s'essayant sur les maladies cutanées, s'est un moment enorgueillie des succès éphémères qu'elle a cru obtenir, et qui n'étaient dus qu'à l'action générale et purement physiologique de l'eau.

On conçoit encore aisément que par la médication substitutive et la révulsion due aux eaux minérales prises à doses indigestes et superpurgatives, on obtienne une notable amélioration dans les phénomènes de l'irritation traumatique de la peau; mais la cause, *subsistant toujours*, les reproduira infailliblement bientôt avec la même intensité : les faits sont là, l'expérience en fait foi.

Notre opinion, déjà connue, sur la cause purement locale des maladies cutanées et sur l'efficacité du traitement externe que, le plus souvent, il suffit de leur opposer, ne doit cependant pas faire supposer que nous dédaignions les enseignements de l'expérience. L'imprégnation des tissus et par conséquent de la peau elle-même par de substances médicamenteuses dissoutes dans l'eau et ingérées avec elle, est assez démontrée. L'alcalescence de la sueur, de la salive et de l'urine chez les personnes qui prennent les eaux salines de Vichy et autres; la teinte bronzée indélébile de la peau et des parties épidermiques de ceux qui, pendant quelque temps, ont pris du nitrate d'argent; la présence du mercure, du fer et de l'arsenic dans toutes les parties du corps de ceux qui ont été longtemps soumis à leur usage, en font encore assez foi.

A ce point de vue, nous acceptons, mais seulement à titre d'auxiliaire, l'usage de l'eau minérale prise en boisson, à dose assimilable: quatre à six verres, à de longs intervalles, mais en augmentant au besoin les proportions de sel de soude. Car, administrer chaque jour, comme on le fait encore, 1, 2, 3, et jusqu'à 4 litres d'eau chaude (qui contiennent à peine quelques millionièmes de gramme de substances médicamenteuses), c'est, sans s'en douter, faire de l'homœo-hydropathie, rien de plus.

Chez les anciens, dans un temps où la chimie et la pharmacie étaient ignorées, où la thérapeutique n'était pas née, où l'empirisme aveugle régnait exclusivement, on conçoit que les eaux thermales dussent jouir d'une faveur d'autant plus grande, que l'ignorance où l'on était de la cause de la température naturelle du plus grand nombre d'entre elles était bien propre à disposer les esprits à leur attribuer de grandes vertus. D'ailleurs c'était un remède tout prêt, jugé seulement par ses effets. Mais aujourd'hui que la pathologie n'use plus, autant que possible, que de moyens dont la nature et les effets lui sont connus et dont elle peut régler le mode d'emploi; l'administration banale des eaux minérales contre les maladies cutanées, telle qu'elle est encore faite, ne répond plus aux vœux de l'art, dont elle pourrait être l'une des plus précieuses ressources.

A notre point de vue, l'action que l'eau minérale, prise en bains, peut avoir sur la peau, ou plutôt sur la cause de ses maladies, par son électricité, sa gravité et sa température, ne saurait nous intéresser que bien faiblement; les effets de la première et de la seconde de ces qualités sont bien difficiles à apprécier; et quant à sa température, elle diffère si peu, à de rares exceptions près, de celle du corps, qu'elle ne peut guère être regardée, pour nous, comme agent actif. Ailleurs nous citons des exemples curieux de l'influence d'une température extrême, chaude ou froide, dans la guérison des entomogénoses cutanées. Nous dirons seulement ici l'action hydropathique de l'eau minérale en bains, l'effet des substances médicinales qui entrent dans sa composition et les moyens de les rendre plus efficaces.

On peut dire de l'action physiologique ou hydropathique de l'eau minérale en bains ce que nous avons dit de son emploi en boisson : la grande quantité d'eau absorbée et l'espèce de macération qui résulte pour la peau de l'usage du bain répété pendant plusieurs heures chaque jour, produisent nécessairement, sur les phénomènes de l'irritation entomogénique dite dartreuse, qu'on veut combattre, l'effet d'un cataplasme, d'une fomentation ou de toutes autres applications émollientes. La faible proportion des principes minéralisateurs de la plupart de ces eaux ne permet guère de leur attribuer de plus grandes vertus : employées de la même manière, les eaux douces donneraient à peu près les mêmes résultats.

Cependant nous ne nions pas absolument que, toute faible qu'elle est, la quantité des sels alcalins dissous dans l'eau minérale n'ait une action réelle sur la peau, et par conséquent sur la cause dont on combat les effets; mais leur état de diffusion dans l'eau et la manière dont le bain est administré réduisent, dans le plus grand nombre des cas, cet excellent agent thérapeutique au rôle insignifiant de simple palliatif.

Par l'étude des ruines des thermes antiques et par celle des traditions qui nous restent sur les procédés assez compliqués employés dans l'usage des eaux minérales, on reconnaît la sagacité avec laquelle les anciens ordonnaient tout ce qui avait trait à l'art de conserver la santé. Cependant les bains des anciens, les bains d'eaux thermales surtout, n'étaient que des lavoirs, que de simples étuves où la peau, par des moyens très-minutieux, était nettoyée de ses souillures et maintenue par sa netteté habituelle et sa souplesse dans les conditions les plus favorables à ses fonctions. Aujourd'hui, riches des connaissances modernes sur la composition des eaux minérales, sur l'action toxique de leurs principes minéralisateurs contre la cause animée des affections auxquelles elles sont opposées, nous pouvons, avec discernement, convertir en moyens curatifs ce qui n'était le plus ordinairement pour les anciens, et à leur insu, que de simples moyens prophylactiques.

« Un bain complet, chez les anciens, se composait de l'*apodytère*, espèce de vestiaire où l'on déposait les vêtements; de l'*onctuaire*, où se conservaient les huiles et où se faisaient les frictions; du *sphéristère*, lieu des exercices; du *bain d'eau chaude*, de l'*étuve* ou bain de vapeur; d'un *tépidaire* ou bain d'eau tiède, et du *frigidaire* ou bain froid; il y avait aussi la *fournaise* et différentes salles destinées aux festins et à la conversation.

« Tous les bains ne possédaient pas d'apodytère. Pline est le seul qui mentionne cette pièce. Elle n'existait pas dans le gymnase grec; d'après Lucien, le frigidaire en tenait lieu. C'est donc dans cette pièce, le frigidaire, à défaut de l'apodytère, que la personne qui se rendait au bain entrait d'abord. Elle y déposait ses vêtements sur lesquels, dans les bains publics de Rome, veillaient des gardiens appelés *capsaires*. Une fois déshabillée, elle passait dans l'*onctuaire;* là, elle s'oignait elle-même avec une huile grossière, ou se faisait frotter par des esclaves appelés *aleptes* ou *unctuarii*. La salle de l'onctuaire était construite de manière à recevoir la chaleur de l'*hypocaustum* ou de la fournaise placée dessous; on y conservait aussi des essences et des parfums. Le corps oint d'huile, la personne passait dans la salle des exercices, le sphéristère, espèce de jeu de paume, où elle jouait à différents jeux, et surtout à la balle. Le sphéristère était composé d'une pièce fort grande exposée au soleil de l'après-midi, ou bien chauffée à l'aide de la fournaise; la température y était très-élevée.

« Après l'exercice, on se rendait à la salle du bain chaud qui était contiguë au sphéristère; là, était une immense baignoire, pouvant contenir au moins une douzaine de baigneurs, et dans laquelle on s'asseyait et on se lavait. Le banc étant placé au-dessous de la surface de l'eau, les esclaves versaient de l'eau chaude sur la tête et les épaules; on s'y ratissait, on se brossait avec un instrument nommé *strigile*, dont on voit la description, accompagnée d'une figure, dans la *Gymnastique* de Mercurialis; c'était une espèce d'étrille ou de frottoir en fer, en airain, en ivoire, en corne. Auprès de la baignoire ou du *labrum*, appelé aussi *occanum*, mais au-dessous, se trouvait un autre bassin encore plus grand, entouré d'une balustrade, où sans doute se rendaient les baigneurs après s'être lavés dans le *lavacrum*. Autour de ce bassin on voit, si l'on s'en rapporte à la planche publiée par Mercurialis, plusieurs vases de formes et de dimensions différentes, appelés *urceolum*, *cacabus*, *trulla balnearia*, qui servaient probablement aux personnes qui venaient prendre le bain. La salle du bain chaud était la plus grande et la plus fréquentée; c'est là qu'affluait et demeurait le plus longtemps la foule des baigneurs. A côté du bain chaud se trouvait le *bain de vapeur;* étuve sèche composée d'une salle voûtée, elle recevait la lumière par le haut; ses dimensions étaient égales dans tous les sens, pour qu'elle fût également chauffée par la vapeur qui tournait et se répandait dans toute la cavité; à l'ouverture située au sommet de la voûte, et par laquelle pénétrait la lumière, était suspendu un bouclier d'airain qui, en se haussant et se baissant à volonté, permettait d'augmenter et de diminuer l'intensité de la chaleur. Du *calidaire* on passait dans le *tépidaire*, étuve humide, salle dont l'atmosphère était à une température modérée, tiède, ainsi que l'indique son nom; on le traversait à pas lents avant de s'exposer à l'air froid du *frigidaire;* on évitait ainsi les dangers du passage trop brusque d'une haute température à une température trop basse. Ces bains étaient alimentés par un vaste réservoir, l'*aquarium*, placé au centre de l'édifice. A côté de ce réservoir était une pièce particulière, le *vasarium*, renfermant trois vases d'airain appelés *milliaria*, du nombre de mesures d'eau qu'ils pouvaient contenir; ils étaient remplis séparément d'eau froide, tiède et chaude. Le vasarium communiquait par des canaux avec l'aquarium et les autres salles de bain que nous avons indiquées, et qui étaient toutes construites, ainsi que le *vasarium*, au-dessus de l'*hypocaustum*, immense four voûté qu'on échauffait avec du bois et des plantes sèches. Il était défendu, suivant Plutarque, de se servir d'ivraie et de bois d'olivier.

« Des esclaves, *fornacotores*, étaient chargés d'entretenir le feu. Ils devaient y jeter, de temps en temps, des globes de métal enduits de térébenthine. Le plancher du fourneau formait un plan incliné, de manière que le globe enflammé, lancé dans le fond, revenait de lui-même vers l'entrée. On espérait ainsi que la flamme, parcourant sans cesse la voûte de l'*hypocaustum*, déterminerait sur tous les points une égale répartition de chaleur. De nombreux tuyaux, partant du fourneau et se distribuant dans les murs des salles d'étuves sèches et humides, y portaient des torrents de chaleur. Ces salles étant placées immédiatement au-dessus de l'*hypocaustum*, leur température eût été intolérable si elles n'eussent été construites de manière à ce que leur plancher fût séparé de la voûte par un espace libre qui laissait échapper une partie de la chaleur. En outre, le tépidaire, appelé aussi *vaporarium*, contenait des vases pleins d'eau placés directement sur la voûte de la fournaise.

« Revenu au frigidaire, le baigneur en sortait pour passer ordinairement dans la seconde division des bains.

« Le bain froid se composait d'un immense bassin, la *piscine*, assez grand pour qu'on pût s'y livrer à l'exercice de la natation. A côté de ce bassin était une grande baignoire d'airain ou de marbre, sans doute analogue, pour ses usages, au *lavacrum* des bains chauds. En sortant du bain froid, d'autres aleptes, qu'on appelait *reunctores*, frottaient de nouveau les baigneurs d'huile ou d'essence parfumée, et l'on rentrait enfin dans l'apodytère, et, à son défaut, dans le frigidaire où l'on reprenait ses vêtements. D'après Pantheus, auteur qui a écrit sur les bains des anciens, on se frottait d'huile avant de se rendre à la piscine, de sorte qu'un bain complet était accompagné de trois onctions : l'une qui précédait le bain chaud, la seconde prise avant le bain froid, et la troisième en sortant de ce dernier. Il paraît aussi que les valétudinaires s'abstenaient ordinairement du bain froid. D'après Siccus, de Crémone, chaque fois que le baigneur sortait de l'eau, on l'enveloppait d'une espèce de couverture nommée *sindon*, on commençait par faire sécher la tête et on essuyait ensuite le reste du corps avec des éponges et du linge; puis une couche d'huile douce ou de beurre était étendue sur la peau, sur laquelle on passait alors de nouveau le *strigile*.

« Après cette opération, le corps était encore essuyé une fois. »

Les lavoirs communs, ou piscines d'eau chaude, et les baignoires, ou cuves isolées pour une seule personne, que l'on voit figurer dans les plans restaurés des bains publics des anciens, ainsi que la description de plusieurs des procédés qui y étaient employés, sont des œuvres d'imagination des modernes, que démentent les innombrables peintures des vases antiques égyptiens, grecs et romains; presque toujours c'est nus, debout près d'une large cuvette, que sont représentés les baigneurs, occupés aux soins qui avaient pour objet ce que nous serions tenté d'appeler le culte de la peau, tant y étaient religieusement observées, chez ces peuples, les pratiques usitées dans les bains. (V. les planches.)

Sans demander, dès à présent, pour les thermes modernes un ensemble de constructions et de soins intérieurs aussi bien approprié au but qu'on se propose, nous voudrions, pour éveiller l'attention de l'autorité sur les améliorations que réclame cette branche importante de l'administration publique, nous voudrions pouvoir décrire ici l'état misérable où se trouvent encore aujourd'hui les édifices de presque tous nos bains d'eaux minérales, et dire les pratiques encore usitées dans leur administration. Peut-être l'effet qui résulterait de ce tableau et de la comparaison qu'on serait forcé de faire entre la parfaite convenance des thermes anciens et la pénurie, l'insuffisance des bains modernes, ferait-il qu'on adopterait enfin, comme il vient d'être fait pour les maisons d'aliénés, un ensemble de mesures générales qui auraient pour résultats des perfectionnements progressifs dont on aperçoit déjà les germes dans la création de quelques établissements privés [1].

Toutes les pratiques usitées dans l'emploi des eaux minérales chez les anciens sembleraient, aujourd'hui, bien minutieuses, à nous qui, à de bien rares exceptions près, au milieu des nombreuses

[1] Dans les magnifiques établissements des Néothermes et de Tivoli, plusieurs emplacements ont été disposés pour l'administration des bains par ablutions, et les gens de service y sont parfaitement dressés à leurs différentes pratiques.

préoccupations de la vie moderne, ne pouvons accorder autant de temps qu'en exigeaient ces soins journaliers. Nous nous contenterons, pour le moment, d'indiquer les seules modifications que nous jugeons indispensables dans l'art d'administrer les bains d'eaux minérales contre les affections cutanées.

D'abord nous distinguerons deux sortes de bains: *le bain par immersion et le bain par ablution ou à l'orientale*. Nous traiterons à part des bains de boue ou de limon et des bains de mer.

Le bain par immersion, tel qu'on le prend actuellement dans les établissements d'eaux minérales, est celui où le corps, plus ou moins complétement plongé dans l'eau, y séjourne, immobile, une ou plusieurs heures : la faiblesse de ces eaux en principes minéralisateurs a fait même porter, pour quelques-unes, jusqu'à huit et dix heures le séjour qu'y doivent faire les malades.

Or, le bain d'eau minérale par immersion prolongée, né des systèmes des humoristes, n'est plus qu'un moyen suranné qui sera abandonné le jour où nos idées, mieux comprises et plus généralement répandues, auront fait créer dans les établissements publics des moyens mieux appropriés au mode de traitement que nous nous efforçons de propager.

Suivant notre méthode, le bain par immersion se complique de l'immersion proprement dite et des embrocations savonneuses, qui en sont l'un des procédés les plus essentiels : il consiste 1° à verser dans l'eau minérale *quelle qu'elle soit*, que contient une baignoire (300 litres environ), le premier jour, gr. 122, 38, de solution saturée de *soude*; puis successivement gr. 244, 75 jusqu'à gr. 367, 18, suivant la sensibilité de la peau et les effets obtenus; 2° après un quart d'heure, au plus, d'immersion, à frictionner tout le corps dressé hors de l'eau, les pieds dans la baignoire, au moyen d'une brosse douce, ou d'une éponge imprégnée du limon ou savon argilo-salin saturé de soude; après quoi le malade se replonge de nouveau dans l'eau pendant un quart d'heure au plus. Au sortir de la baignoire, on s'essuie avec du linge rude, comme on le fait après un bain ordinaire.

Nous devons dire tout de suite ici pour les bains, aussi bien que pour tous les autres procédés d'application des eaux minérales suivant notre mode de traitement, que, si ces moyens sont bien dirigés, ils ont toujours pour effet immédiat d'adoucir la peau, de la nettoyer de toutes ces furfures, ces squammes, ces croûtes qui la souillent, chez les dartreux; de calmer l'irritation et le prurit intolérable auxquels ils sont ordinairement en proie, surtout la nuit; enfin de tarir très-promptement ces suintements lymphatiques et ces écoulements purulents qui, par leur abondance et leur odeur, rendent ces malades un objet de profond dégoût pour eux-mêmes, et d'humiliante pitié pour les autres.

Le bain par ablution ou à l'orientale ne diffère du précédent qu'en ce que toutes les opérations accessoires qui tendent à nettoyer la peau et à l'imprégner des sels alcalins, se font par le malade lui-même (ou par une personne qui l'assiste), hors de l'eau, le corps assis, ou debout, comme autrefois chez les anciens, ou comme cela se pratique encore en Asie. Ce bain n'est qu'un simple, mais très-minutieux lavage, moins l'immersion prolongée qui fatigue souvent et ennuie toujours les malades. Il demande un emplacement, quelques objets accessoires, et des soins particuliers.

Pour un bain privé, l'emplacement doit être, autant que possible, demi-circulaire. La baignoire est alors remplacée par une large cuvette de toilette, à larges bords inclinés, peu profonde et d'au moins un demi-mètre de diamètre à son fond (voy. les planches). Dans les bains publics, les brosses, les éponges banales doivent être interdites, comme étant des agents de propagation. Ces objets, ainsi que les ajutoires des tuyaux à injections, doivent être personnels. Un grattoir (strigile des anciens) en bronze fait le reste. Des onctions avec des huiles fines sur la peau bien séchée sont des pratiques aussi favorables qu'elles sont agréables et utiles aux points de vue curatif et prophylactique.

Pour ce bain, ainsi que pour tous les autres procédés où ils sont employés, le limon savonneux, l'écume et la solution alcaline elle-même peuvent être facilement convertis, au moyen d'essences aromatiques, en des cosmétiques dont les odeurs suaves, choisies par le malade, rendent ces pratiques aussi agréables qu'elles sont aujourd'hui répugnantes et souvent insupportables.

Si dès le début, ou dans le cours du traitement par les bains ou par l'un ou l'autre des procédés dont nous parlerons bientôt, on voyait survenir de la rougeur, du gonflement, des gerçures, de la douleur ou des suintements aux lieux malades, c'est qu'on aurait agi à trop fortes doses. Suspendre tout traitement pendant quelques jours suffit ordinairement alors pour voir s'éteindre des accidents qui, aux yeux du médecin, n'ont par eux-mêmes aucune importance, mais dont les malades s'effrayent, qu'ils prennent pour une recrudescence de leur mal, et qui les font douter de l'efficacité du remède. Inutile de dire ici que pour ce bain, comme pour tous les autres procédés, les doses de la solution alcaline doivent toujours être subordonnées à la susceptibilité de la peau et à l'étendue des ulcérations dont elle peut être le siége, etc., etc.; mais que cette proportion ne doit guère dépasser une cuillerée à café (5 grammes) par litre d'eau.

Le traitement local *par les lotions d'eau minérale* pourrait, dans le grand nombre des cas où la maladie est limitée à de petites surfaces, presque toujours procurer la guérison, si la substance médicamenteuse s'y trouvait en proportion suffisante. Nous dirons cependant que l'expérience, d'accord avec le raisonnement, conseille, même dans ce cas, d'étendre l'action du remède à tout le corps ou, le plus possible, autour des parties actuellement malades; car il n'est que trop ordinaire de voir, dès le début ou dans le cours du traitement par les lotions partielles, une partie saine jusqu'alors devenir malade à son tour à mesure que celle qu'on soigne se nettoie. Ces lotions, comme pour les bains, se composent des lotions proprement dites et des embrocations savonneuses, faites matin et soir sur le mal lui-même et sur ses environs.

Pour les lotions, la proportion de la solution saturée de soude, quels que soient le siége, la nature et l'étendue de la maladie, est d'une cuillerée à café (5 grammes) pour une cuvette d'eau minérale quelconque, ou dix verres ordinaires (deux litres environ). Pour les embrocations, il suffit de passer légèrement plusieurs fois sur le mal, et assez largement sur son pourtour, une éponge fine ou un pinceau imprégné du même savon ou limon qui est employé pour les bains.

Les boues (ou limons), dépôts des eaux minérales, et qui sont les principes minéralisateurs de l'eau elle-même, amenés par l'évaporation à un point de concentration convenable, peuvent, aussi bien que cette eau, telle qu'elle est préparée pour les lotions, être employés avec succès *en forme de fomentations* plus ou moins prolongées; il suffit pour cela de tenir appliqué sur les lieux malades un sachet plein de ce limon, ou un linge plié en double, dans lequel est placée une éponge, de la mousse, de l'ouate, du molleton, ou tout autre corps hygrométrique insoluble, préalablement imbibé de l'eau médicamenteuse. Le raisonnement et l'expérience recommandent également ce moyen comme l'un des procédés les plus inoffensifs, les plus simples et, de tous ceux peut-être qui constituent notre mode de traitement, comme le plus prompt et le plus efficace.

Les eaux minérales sont particulièrement employées *en injections* dans les cas où l'affection dartreuse a son siége à l'orifice ou dans l'intérieur des conduits naturels, comme dans les fosses olfactives et auriculaires, à l'intérieur du rectum, du canal de l'urètre et surtout à la vulve et dans le vagin. Dans ces cas, où le siége du mal échappe à la vue, où la maladie ne se manifeste que par un sentiment de chaleur souvent insupportable, par un prurit intolérable, ou des écoulements très-incommodes, les bains, les applications topiques, les lotions et les ablutions ne suffisent plus. Ce n'est que par des injections, à courant continu, dirigées sur les replis les plus cachés des surfaces malades, qu'on y détruira la cause occulte du mal.

L'eau minérale qui doit être mise plus ou moins fréquemment et d'une manière plus ou moins prolongée en contact immédiat avec les membranes muqueuses (car nous admettons des dartres de la muqueuse, cette autre peau de l'intérieur), sera modifiée dans les proportions des substances salines, suivant l'impressionnabilité des surfaces sur lesquelles elle doit agir. Un ou deux grammes (environ un 1/5 ou 1/10 de cuillerée à café) de la solution saturée de soude, pour un litre d'eau minérale, sont les doses qui seront toujours employées sans danger, mais qui, cependant, seraient rarement dépassées sans inconvénient.

Sous la forme de douches, les eaux minérales acquièrent-elles des propriétés différentes de celles qui leur sont reconnues lorsqu'elles sont administrées en bain ou en boissons? Ce qui est assez douteux pour les cas où ce procédé est le plus ordinairement en usage, ne l'est plus lorsque l'action de la douche a pour but de pénétrer violemment la peau des principes minéralisateurs efficaces contre les affections cutanées. Ce procédé tout moderne, appliqué avec discernement, et judicieusement dirigé, est une précieuse ressource dans le traitement de celles de ces maladies que leur nature a rendues rebelles à tous les autres moyens essayés contre elles.

La fixité des principes minéralisateurs des eaux et la faible proportion de ceux de ces principes qui sont volatils, ne permettent guère de compter sur leur concours dans le traitement des affection cutanées dartreuses. Il n'en peut pas être des *bains de vapeur d'eau minérale*, comme il en est des fumigations de mercure, de soufre, etc., qui sont de véritables sublimations de ces métaux sur la peau; si les bains de vapeur, quels qu'ils soient, sont quelquefois efficaces, il faut l'attribuer aux procédés accessoires, tels que les frictions avec des savons, des brosses ou des linges rudes : par elle-même, l'action de la vapeur d'eau est absolument négative.

Si faibles que soient les proportions des principes minéralisateurs de la plupart des sources, *leurs dépôts, leur limon ou boue*, suffisent le plus souvent pour atteindre le but qu'on se propose, et quelquefois même ils le dépassent; mais, quant à l'effet que ces bains doivent produire sur la peau, leur innocuité et leur efficacité sont prouvées par la promptitude avec laquelle ils calment les phénomènes d'irritation cutanée et le prurit. Ces heureux résultats sont dus à la concentration des principes minéralisateurs, produite par l'évaporation continuelle qui se fait à la surface de l'eau des réservoirs et des conduits où s'amassent ces dépôts. Plongé dans ce bain, le corps y est comme enveloppé d'un large cataplasme ou topique médicamenteux, dont les principes actifs peuvent être modifiés dans leurs proportions, suivant le but qu'on veut atteindre ou les effets qu'ils produisent. Employée *en frictions*, comme une sorte de savon, la substance argilo-saline elle-même, qui fait la base de ces boues onctueuses, est un des excellents moyens de traitement dont la matière toute prête nous est fournie par la nature.

Pour les bains généraux, comme pour les embrocations partielles, le limon et l'écume de mer, déjà si réputés, saturés des sels minéralisateurs qui en font la base, et préparés sous la forme d'un savon cosmétique très-onctueux, sont, de tous les moyens que nous employons, ceux qui, jusqu'ici, nous ont paru réunir les conditions les plus souhaitables sous le double rapport de la thérapeutique et de la prophylactique des maladies cutanées.

Ainsi que nous l'avons constaté plus haut, l'*eau de la mer*, de toutes les eaux minérales, l'une des plus riches en principes minéralisateurs efficaces contre les affections cutanées dartreuses, est cependant bien loin encore de les contenir en proportions suffisantes pour en détruire la cause et en obtenir la complète guérison. Simples palliatifs par le mode actuel de leur administration, les bains d'eau de mer, comme tous les autres bains d'eau minérale, ne seront décidément curatifs qu'autant que, sortant de la voie routinière dans laquelle leur usage se maintient obstinément, on leur appliquera les procédés que nous proposons aujourd'hui et que depuis longtemps nous employons avec tant d'avantage pour les eaux minérales proprement dites. L'exposition au choc de la lame, la natation et tous les autres exercices variés qui font, en quelque sorte, le caractère distinctif de ces bains, sont des moyens hygiéniques plus ou moins ingénieux pour ramener une santé délabrée par la vie énervante de nos villes, mais qui n'ajoutent rien aux précieuses qualités antiherpétiques que l'eau de la mer possède à un degré fort éminent, mais cependant encore insuffisant. En effet, que peuvent gr. 62,440 de principes minéralisateurs, que contiennent, par litre, les plus minérales des eaux connues, contre la cause animée des maladies cutanées? Dans ces faibles proportions, les eaux minérales, celles de la mer surtout, ne sont-elles pas elles-mêmes le milieu où vivent une prodigieuse quantité d'êtres animés de l'un et l'autre règne?

L'eau de mer, sans aucune addition et telle qu'elle est, amenée par l'évaporation à un point de densité déterminé par les procédés des saliniers, suffirait pour les différents modes d'application du traitement; mais, comme aux autres eaux, nous préférons lui restituer ses principes minéralisateurs essentiels, dans des proportions graduées suivant les indications qu'on se propose de remplir.

RÉSULTATS DE L'EMPLOI DES EAUX MINÉRALES SOIT NATURELLES, SOIT ARTIFICIELLES.

Longtemps contestée, l'efficacité de la plupart des eaux minérales artificielles est maintenant reconnue; déjà même leur supériorité est assez généralement admise dans le traitement de quelques-unes des affections cutanées. En admettant les principes minéralisateurs alcalins comme les agents efficaces de la thérapeutique des maladies dartreuses, en préconisant surtout l'usage de celle de ces substances qui renferme en soi, et même à un degré supérieur, les qualités de toutes les autres, nous rendons bien facile la recomposition factice des eaux minérales dont la vertu nous est plus particulièrement connue.

La facilité de graduer les doses, de les modifier suivant les effets auxquels on tend ou ceux qui ont été obtenus, la simplicité surtout de leur mode d'application, feront toujours, des eaux minérales artificielles, l'une des plus précieuses ressources contre les maladies dartreuses, soit que la brièveté du séjour qui constitue une saison aux eaux n'ait pas suffi, ce qui arrive souvent, à la guérison complète de la maladie, soit encore que la position sociale du malade ne lui permette pas d'aller aux eaux; voyage que, d'ailleurs, nous conseillerons toujours à ceux qui le pourront faire; car c'est là seulement que les malades, dégagés de toutes préoccupations d'affaires, libres de soins, se soumettent avec une sorte de résignation religieuse aux pratiques qui leur sont imposées, et se trouvent placés dans les conditions vraiment favorables à l'entier succès d'un traitement duquel ils attendent une sorte de purification.

Dans nos pérégrinations aux principales sources d'eaux minérales, en France ou à l'étranger, nous nous sommes toujours appliqué à constater le rapport de leurs effets avec leur composition et leur mode d'emploi. De la comparaison des nombreuses observations que nous avons recueillies, il résulte que, de toutes les affections cutanées, celles qui cèdent le plus facilement au traitement par les eaux minérales soit naturelles, soit artificielles, sont les affections dites VÉSICULEUSES et celles qui sont appelées BULLEUSES : l'*eczéma*, l'*herpès*, la *gale*, le *pemphigus* et le *rupia*. Quelques bains suffisent ordinairement à l'entière guérison des premières. Dans tous les autres cas, une saison (vingt à vingt-cinq jours) de traitement, soit par les bains généraux ou partiels, soit simplement par les lotions, les fomentations, etc., y doit suffire presque toujours.

L'*ecthyma*, l'*impétigo*, l'*acné*, la *mentagre*, le *porrigo*, toutes les affections PUSTULEUSES enfin, qui aujourd'hui, par un séjour plus ou moins répété aux sources minérales ne sont, chaque année, que palliées, que blanchies, comme on le dit vulgairement, sont, par nos procédés et en deux saisons consécutives, très-souvent radicalement guéries. Toutefois, nous ferons remarquer, pour le traitement de cette dernière maladie dont, le plus ordinairement, le siége est à la tête, qu'il faut préalablement débarrasser, par des onctions alcalines, le cuir chevelu de ces croûtes si tenaces qui en sont le principal caractère. A cela près, le traitement reste absolument le même que pour toutes les autres maladies de cette classe.

Aux affections PAPULEUSES, soit *lichens*, soit *prurigos*, si rebelles jusqu'ici, si tenaces, si sujettes à récidives, il n'est pas de moyens plus prompts et plus sûrs à leur opposer que les eaux minérales employées sous les différentes formes que nous proposons; une ou deux saisons de ces eaux, quelles qu'elles soient, bien administrées, doivent en procurer la complète guérison.

Quant aux affections SQUAMMEUSES : *lèpres* et *psoriasis*, sans contredit les plus mauvaises des maladies dartreuses, remarquons d'abord que généralement les malades de cette classe qui viennent aux eaux ont déjà, à peu près, épuisé tous les autres modes de traitement connus ou secrets; que leur santé est, le plus ordinairement, détériorée par les saignées, les purgatifs, les bains tièdes, les flots de tisane, en un mot, par le régime débilitant qu'ils ont longtemps subi; enfin, que la peau elle-même, siége du mal, est plus ou moins irritée par les pommades, les fumigations, les douches de vapeur, etc. C'est très-ordinairement dans cet état pitoyable que ces malheureux malades viennent, en désespoir de cause, demander aux eaux minérales un soulagement que ce précieux moyen leur procure heureusement presque toujours, mais qui par les procédés routiniers ne les guérit pas. Dans ces cas, si souvent graves, les deux saisons successives (environ trois mois et demi) devront être entièrement consacrées à étudier les effets, soit des doses, soit des différents moyens d'application de l'agent thérapeutique, qui cependant doit, au fond, rester le même. Une saison supplémentaire (de septembre à octobre) déciderait souvent une guérison que les deux premières auraient peut-être laissée incertaine.

Notre opinion connue sur l'identité de la cause de l'*alopécie*, du *trichoma* et de l'*onyxis* avec celle des affections dartreuses proprement dites, fait assez pressentir l'efficacité que nous attribuons au traitement méthodique de ces maladies par les eaux minérales; bien dirigé, leur emploi, pendant une ou deux saisons doit toujours suffire contre des maladies que des cosmétiques, dont la vertu acaricide est ignorée par ceux-là même qui les préconisent, guérissent quelquefois en moins de temps.

Inutile de dire que, parmi celles des maladies cutanées qui sont hors du cadre nosologique le plus généralement admis, il en est plusieurs, comme les syphilides, le purpura, l'un et l'autre genre d'éléphantiasis, la kéloïde, le bouton d'Alep, etc., etc., qui ne ressortent pas de notre sujet : c'est par d'autres remèdes que leur guérison doit être tentée.

TRAITEMENT GÉNÉRAL.

Pour le plus grand nombre des malades atteints de dartres, et qui demandent aux eaux un soulagement à des maux qu'ils ne sont que trop enclins à regarder comme sans remède, deux indications se présentent à remplir : soigner le malade, traiter la maladie.

Soigner le malade. Généralement la santé de ceux qui viennent aux eaux chercher la guérison de dartres anciennes, passées, comme on le dit encore, à l'état chronique, est plus ou moins profondément ruinée; résultat inévitable des mauvais effets de cette médication altérante que la routine oppose aveuglément à la maladie. C'est à combattre les suites fâcheuses de l'emploi de tous ces moyens perturbateurs, qui n'ont rien pu contre le mal, et ont mis à bout la patience et les forces du malade, qu'on doit s'appliquer au début du traitement rationnel.

Impuissants contre la cause, que peuvent le traitement et le régime d'aujourd'hui contre une maladie qui n'est qu'un effet, qu'un symptôme? Ici, non-seulement le médecin peut sans inconvénient abdiquer ce despotisme qu'il est forcé d'exercer ailleurs, mais il doit même laisser au malade le soin de régler son régime suivant ses goûts et ses besoins. Si quelquefois avant de commencer le traitement d'un dartreux par les eaux minérales, et pendant le cours de ce traitement lui-même, il peut être utile d'atténuer l'exubérance de vitalité du malade, bien plus souvent il faut se hâter de relever la tonicité générale abattue par les rigueurs intempestives du régime et des traitements antérieurs.

Aussi et afin de satisfaire à cette nécessité que nous ont faite ces mauvais précédents, nous évitons le plus souvent avec soin, dans le traitement général des maladies de la peau, tout ce qui tend à débiliter le malade et, dès le début, nous recourons, avec une confiance que le succès a toujours justifiée, aux prescriptions hygiéniques, au régime et aux moyens thérapeutiques dits reconstituants et toniques, afin d'imprimer à l'organisme en général, et à la peau en particulier, une faculté de résistance vitale salutaire.

En général, merveilleusement placées sous le rapport pittoresque, les sources minérales offrent des buts d'excursions champêtres, des promenades pleines d'agrément, où tout semble concourir pour solliciter l'action musculaire, activer la respiration, la circulation et les perspirations pulmonaires et cutanées, et pour rendre au malade l'appétit, les bonnes digestions et le sommeil, le calme de l'esprit et la gaieté, toutes choses depuis longtemps perdues.

Traiter la maladie. Entre ces deux opinions trop absolues, l'une du vulgaire, qui croit qu'il est *toujours* dangereux de guérir une dartre, et celle du médecin, qui voudrait la guérir *toujours*, il est un moyen terme auquel le raisonnement et l'expérience conseillent également de savoir s'arrêter. Avant de rien entreprendre pour la guérison d'un dartreux, il convient d'explorer attentivement l'état des organes; de se procurer tous les renseignements possibles sur les maladies qu'il a eues, ou celles auxquelles ont succombé les siens etc., etc. Il est inutile de dire ici qu'un grand âge, un état apoplectique imminent, un état pathologique ancien ou récent de quelque organe important, sont autant de contre-indications qui doivent faire ajourner ou rejeter tout essai de guérison.

Après ces avertissements, il paraîtra peut-être superflu de chercher à détruire ces préventions vulgaires contre la guérison des dartres. « La dartre, dit-on, est le siége d'une irritation chronique; elle est devenue dans l'économie un émonctoire habituel, nécessaire, qui ne doit être *tari* qu'avec circonspection. Ne faudra-t-il pas, préalablement au traitement, ou immédiatement après la guérison, susciter des évacuations ou des excitations temporaires pour remplacer l'irritation pathologique existante, qu'il serait imprudent d'intervertir trop soudainement? »

Avant de répondre hardiment par la négative, nous demanderons qu'il nous soit permis d'établir une importante distinction qu'on ne sait pas encore assez faire entre l'irritation (phlegmasie) des surfaces cutanées ou muqueuses et les exsudations dont elles sont la cause. Expliquons-nous : pour le vulgaire, et malheureusement encore pour quelques médecins, les excrétions catarrhales, le pus des ulcères, les sérosités des phlyctènes, etc., sont des humeurs peccantes qui doivent avoir leur cours, dont on doit même favoriser et exciter l'évacuation. C'est aussi par suite de ces vieilles idées que trop souvent l'efficacité des suppuratifs, des évacuants et des exutoires est estimée moins en raison de l'intensité de l'excitation dérivative qu'ils produisent qu'en proportion de l'abondance des excrétions qu'ils sollicitent.

Suivant nous, la cause de l'irritation dont les phénomènes seuls nous frappent, la cause des dartres est matérielle, mécanique, autant et plus encore que celle qui entretient la suppuration des plaies artificielles produites par la vésication ou l'escharrification. En détruisant ou suspendant plus ou moins promptement l'une, on éteint l'autre, c'est vrai; mais où est le danger d'une métastase dartreuse ou d'une répercussion des humeurs? Cependant, encore aujourd'hui cette opinion est tellement enracinée, tellement vivace, que c'est pour nous une sorte de témérité de la heurter de front et d'avouer que nous ne voyons là qu'un de ces mille fantômes au moyen desquels l'ignorance ou le charlatanisme épouvantent depuis trop longtemps la crédule imagination des malades.

Presque tous les dartreux qui viennent aux eaux ont des cautères, des sétons ou des vésicatoires. A quelles fins? Est-ce à titre d'émonctoires spoliateurs des humeurs? mais la dartre elle-même est un émonctoire. Est-ce comme dérivatifs et substitutifs de l'irritation dartreuse? mais le plus souvent l'acuité et l'étendue de cette irritation défient ces moyens dérivatifs. Aussi, supprimer ces ulcérations artificielles, ces fonticules, comme on les nomme, est-il le premier conseil que nous donnons à nos nouveaux malades, qui comprennent aisément que, bien loin de favoriser une métastase de l'irritation cutanée actuelle sur un organe intérieur, notre médication, qui est irritante ou excitante du derme, aura une action spoliatrice essentiellement révulsive à l'égard des maladies aiguës ou chroniques des organes plus ou moins essentiels à la vie.

De tous temps l'idée de contagion s'est attachée aux maladies cutanées dartreuses; cette croyance populaire, qui n'était jusqu'ici qu'une supposition instinctive, s'est enfin élevée à la hauteur d'une opinion scientifique, parfaitement justifiée par la connaissance acquise de la cause animée de plusieurs de ces maladies. La teigne, l'eczéma, la mentagre, l'acné, la lèpre enfin, et toutes les autres affections de cet ordre sont contagieuses autant que le phthyriase et la gale. Des faits nombreux le prouvent surabondamment.

Parmi les causes des dartres, on met, avec raison, au premier rang la misère; mais comment le dénûment des choses nécessaires à la vie, l'abandon de soi-même où le malheureux reste plongé, rendent-ils ces hideuses souillures de la peau plus communes chez les pauvres que parmi les riches? Tout ce qui peut en préserver ces derniers ne manque-t-il pas aux autres? A ceux-là les habitations étroites, mal aérées, mal éclairées, malpropres, presque toujours encombrées d'habitants trop souvent mêlés à toutes sortes d'animaux infectés eux-mêmes de vermine et de maladies cutanées. Couchant pêle-mêle, nus ou presque nus, hommes, femmes, vieillards, enfants, sur des objets de literie qui ne sont jamais renouvelés, ces malheureux sont toujours couverts des mêmes haillons que la nécessité les réduit souvent à se prêter entre eux, avant que des lavages suffisants les aient purifiés. Si vous joignez à cela le défaut de bains, et le contact rendu inévitable, par les travaux journaliers, avec des matières déjà plus ou moins infectées elles-mêmes, vous aurez la véritable raison de la fréquence réellement plus grande des affections dartreuses chez les misérables que dans les classes fortunées.

Des lavoirs et des bains mis partout à la portée du peuple seraient des moyens de prophylactique rationnelle presque toujours suffisants contre des maux qui, par là, disparaîtraient de toutes les classes de la société, comme la demeure du riche a été purgée des vermines immondes après en avoir été si longtemps souillée.

En effet, que peuvent des moyens de prophylactique égoïstes, personnels, contre des affections dont la cause la moins prévue, la plus insidieuse, la plus infime de toutes celles qu'on pourrait soupçonner, est partout dans nos habitations, dans nos meubles, sur nos vêtements, sur les animaux qui nous environnent? Nous la recevons de nos serviteurs, de nos amis, de nos parents eux-mêmes;

elle nous suit dans nos voyages, dans nos travaux, dans nos études, à la promenade, au théâtre, à table, au bain, même au lit.

Au temps où l'art de guérir n'avait aucun remède à opposer aux lésions qui nous occupent, la séquestration la plus rigoureuse des malades était le seul moyen qu'on eût pour se préserver du danger de leur contact ou de celui des objets à leur usage. A une époque qui n'est pas éloignée de nous, des bains ont été fermés par ordre de l'autorité, parce qu'on attribuait à la fréquentation de ces lieux la propagation rapide des maladies dartreuses [1]. Si c'est par les linges et surtout par les brosses et les peignes que se communiquent ces hideuses souillures, c'est sur ces objets que les directeurs de ces établissements, les malades eux-mêmes et les délégués de l'administration doivent porter toute leur attention [2].

En médecine comme en législation, mieux vaut prévenir que de réprimer : bien loin d'interdire le petit nombre de bains actuellement ouverts aux besoins du public, c'est à les multiplier, c'est à les agrandir, c'est surtout à les rendre par la modicité du prix accessibles au peuple, qu'il faut s'attacher. C'est alors qu'on fera des bains d'eaux minérales artificielles, administrés comme nous l'en-

---

[1] En 1510, le prévôt de Paris ordonne, pour ces causes, la fermeture des étuves et des bains. En 1533, les mêmes raisons font adopter une semblable mesure.

[2] Dans l'intérieur de leurs établissements, les étuviers coupaient les cheveux et les ongles et faisaient la barbe !

tendons, des moyens de prophylactique générale qui, en purifiant le pauvre, préserveraient aussi le riche de la contagion d'un mal dont la cause occulte se glisse de l'un à l'autre par toutes les voies que lui fournissent nos usages et nos besoins[1].

Faire revivre le mode de purification du corps que les lois et les religions ont jadis imposé ; pour lequel d'immenses et somptueux édifices ont été élevés chez les peuples les plus renommés pour leur civilisation, édifices dont les ruines portent encore les plus grands noms de l'antiquité[2], que les historiens et les poëtes ont célébrés, pour l'ornement desquels les arts de l'architecture et la sculpture semblent avoir rivalisé et dont la peinture a reproduit avec profusion les différentes pratiques et les moindres procédés; c'est rendre à l'art de guérir et aux dépositaires de l'autorité chargée de veiller à la salubrité publique le plus précieux moyen que l'expérience des pères de la médecine et la raison des anciens nous aient légué.

---

[1] En Asie, là où il y a une mosquée, il y a un bain public. En Suède, en Russie, dans tout le Nord, chaque village a son étuve.

[2] Parmi les plus magnifiques ruines de l'ancienne Rome, on cite encore celles des bains publics de Néron, de Dioclétien, de Titus, d'Agrippa, d'Antoine, d'Olympias, de Novatus, de Décius, de Sévère et de Trajan. Presque tous nos établissements d'eaux minérales sont construits sur d'anciens Thermes des Romains, qui portent encore les noms de Julien, de César, etc., etc.

PRÉCAUTIONS A PRENDRE AVANT, PENDANT ET APRÈS LE TRAITEMENT.

Les précautions minutieuses et trop souvent exagérées dont on a coutume de faire précéder, accompagner et suivre l'usage des eaux minérales, soit en boisson, soit en bains par immersion, ne sont nullement nécessaires lorsqu'il s'agit de leur usage par simples ablutions. Disons d'abord que l'époque de l'année à laquelle on voudrait commencer le traitement serait assez indifférente à son succès, si des obstacles matériels de toutes sortes ne prescrivaient impérieusement l'ouverture, la durée et la clôture de ce qu'on nomme la saison des eaux, qui, pour notre zone tempérée, comprend la fin du printemps, l'été et le commencement de l'automne. Du reste, l'époque fixée par l'usage pour se rendre aux eaux coïncide heureusement avec le moment où la cause des maladies dont nous nous occupons se ravive et produit une recrudescence très-prononcée dans les phénomènes qui les caractérisent; moment qui est aussi le temps d'élection, l'instant opportun pour leur opposer le remède.

Nous ne reviendrons pas ici sur ce que nous avons déjà dit des précautions à prendre avant de se décider à soumettre un dartreux à l'usage des eaux minérales; nous rappellerons seulement aux malades, comme aux médecins, que notre mode de traitement étant impuissant contre plusieurs genres de maladies cutanées, l'échec qui résulterait d'un essai aventureux aurait le double inconvénient de faire perdre un temps précieux au malade, de le décourager, et surtout de compromettre la réputation du remède; savoir quand il faut s'abstenir, n'est pas une des moindres difficultés qu'ait à résoudre le médecin qui s'occupe, même spécialement, de cette épineuse et encore très-obscure partie de notre art.

Inutile de dire que les raisons qui font, à certaines époques, interdire aux femmes les bains par immersion ne subsistent plus lorsqu'il est question de simples lavages comme nos ablutions. D'où cet avantage qu'on ne perd plus quinze ou vingt jours sur les trois mois du traitement aux eaux.

Nous ne croyons pas pouvoir indiquer de règles fixes sur la durée qu'on doit donner aux ablutions, sur leur nombre et les instants de la journée où elles devront être faites. Une ablution de trois quarts d'heure le matin et une semblable le soir, sont, dans les cas les plus ordinaires, un temps suffisant.

Le traitement des dartres par ablutions n'ayant que peu ou point d'action sur les fonctions générales, on n'a guère à redouter les effets de l'abaissement ou de la trop grande élévation de la température de l'air, si nuisibles aux malades qui prennent les eaux en boissons et en bains par immersion prolongée; aussi, arriver les premiers et repartir les derniers, est-il, pour les dartreux, un conseil que l'expérience nous autorise à leur offrir comme étant sans danger.

Ce que nous avons dit de l'inutilité des pratiques préparatoires auxquelles on serait tenté de soumettre les malades qui viennent aux eaux pour suivre le traitement par ablutions, s'applique, à plus forte raison encore, aux pratiques par lesquelles on n'a que trop l'habitude de terminer les traitements ordinaires. En thèse générale, nous pouvons affirmer qu'il n'y a jamais d'inconvénients à commencer les bains en arrivant, et à ne les cesser qu'en partant. Seulement nous dirons que, lors même que par l'usage des eaux la maladie paraîtrait entièrement guérie, la prudence conseille de persévérer longtemps encore dans l'usage des ablutions générales, des lotions locales, des fomentations et des injections, suivant les cas, au moyen de l'eau minérale, de l'écume et du limon artificiels. L'usage acquis par trois à quatre mois de pratique rend sans danger l'emploi de ce complément de traitement sans la surveillance du médecin.

DE L'ÉTABLISSEMENT DES BAINS PAR ABLUTIONS, ET DES PROCÉDÉS QUI Y SONT USITÉS.

L'efficacité des eaux minérales, soit naturelles, soit artificielles, contre les affections cutanées, étant admise, les avantages de leur emploi par ablutions étant reconnus, et l'utilité des bains simples par ablution, considérés sous les rapports de la prophylactique et de l'hygiène publique, n'étant pas contestée, dès lors un bain suivant le mode oriental devient une annexe nécessaire à tout établissement d'eaux minérales; et la création de bains simples suivant le même mode, dans les grands centres de population, devient une mesure que réclament aussi les besoins de l'époque.

Disons dans quelles conditions les premiers de ces bains doivent être établis; conditions qui, à quelques modifications près, s'appliqueront également aux bains simples par ablution.

1° *Conditions de salubrité.* Aussi longtemps que chez les anciens les sources minérales furent consacrées à quelques divinités; aussi longtemps que chez nous la plupart d'entre elles restèrent sous l'invocation des saints, dans les temples ou dans la chapelle desquels elles étaient enfermées; tant que ce fut au Dieu que le malade offrit sa prière et son offrande et rapporta le bienfait de sa guérison; tant que la source et l'autel furent desservis par le prêtre; tant, enfin, que l'administration et le médecin n'intervinrent pas, on peut concevoir l'imprévoyance et l'incurie même avec lesquelles se fondèrent et furent dirigés ces établissements. Mais le choix du site, l'aspect général et l'appropriation des constructions sont-ils mieux entendus aujourd'hui, soit dans les additions qui sont faites aux établissements anciens, soit dans la création des bains nouveaux? Le bâtiment des bains et ses dépendances, qui sont construits près de la source ou sur son *griffon* lui-même, se trouvent, le plus souvent, situés au fond d'une gorge étroite, dépourvue de végétation, où le soleil darde des rayons intolérables à midi, et où son absence le matin et le soir entretient une fraîcheur et une humidité trèspréjudiciables aux malades. En outre, le manque de chute qui a forcé, presque partout, à mettre en contre-bas du sol les piscines, les baignoires et les douches, et le défaut de pente suffisante pour l'écoulement des eaux, sont autant de causes d'incommodité et d'insalubrité que les mauvaises odeurs aggravent encore. Pour rémédier à cet état de choses, il faudrait recourir aux moyens hydrauliques que nous possédons aujourd'hui, et qui permettraient d'ériger les constructions, non plus sur la source même, mais sur un point voisin plus élevé.

2° *Conditions d'économie*. Dans l'établissement d'un bain d'eau minérale, approprié à nos vues, on doit se proposer de remédier aux inconvénients du mode actuel, tout en satisfaisant aux conditions d'économie de construction, d'eau, de combustible, de personnel, enfin de temps et d'argent pour les baigneurs.

A. Économie de construction. Ce qui a le plus contribué à faire ajourner la création de thermes publics et ce qui, naguère encore, a fait rejeter les projets qui en avaient été demandés aux architectes, ç'a été l'impossibilité d'y consacrer les terrains et les constructions immenses qu'auraient exigés la grandeur des piscines et cette multitude de baignoires qu'il fallait y placer. Le bain par ablution ne demandant qu'une cuvette d'eau pour chaque baigneur, on conçoit que dans un espace assez restreint quarante ou cinquante personnes peuvent trouver place sans être trop gênées.

B. Économie d'eau. L'affluence toujours croissante des malades aux sources d'eaux minérales fait qu'aujourd'hui, presque partout, l'insuffisance de l'eau devient un embarras et l'occasion d'une foule de contestations et de réclamations nuisibles au développement d'établissements qui, grâce à la qualité de leurs eaux, à la beauté de leur site, à la douceur de leur climat, et à tous les agréments que l'administration et les particuliers s'efforcent d'y réunir, seraient susceptibles d'une grande prospérité. Le mode de bain par ablution appliqué aux maladies cutanées, mode qui ne demande que dix ou vingt litres d'eau au plus par bain, au lieu des trois cents litres employés aujourd'hui pour chaque bain par immersion, remédie à cet état de choses, puisqu'il permet de répartir chaque jour entre quinze ou trente personnes une quantité d'eau qu'il eût fallu employer à la consommation d'une seule.

C. Économie de combustible. Dans un grand nombre de sources, et ce sont précisément les plus minérales, la température de l'eau est tellement basse qu'elle ne peut guère être employée en bain sans avoir été préalablement chauffée. La quantité de combustible qui doit y être employée, la grandeur des appareils et le nombreux personnel nécessaire au service des piscines et à celui des baignoires, sont des difficultés qui, par le mode actuel, ont fait délaisser des sources réunissant, pour la plupart, au plus haut degré, les conditions favorables au traitement des affections cutanées. Ces inconvénients, déjà si grands pour le nombre assez restreint des malades qui fréquentent les eaux, sont des obstacles tout à fait insurmontables lorsqu'il s'agit de bains publics comme on les veut aujourd'hui et comme les besoins du peuple les réclament. Tandis que, quelque grands qu'on les suppose, quel que soit le chiffre auquel puisse atteindre le nombre de ceux qui les fréquenteraient, les thermes publics ou les bains d'eau minérale chauffée et employée par le mode d'ablutions isolées, pourraient toujours suffire à tous les besoins, surtout si leur prix les rendait accessibles à toutes les classes de la société. Nous en avons fait le calcul, la spéculation qui s'emparerait de cette idée ferait encore de gros et certains bénéfices en livrant ces bains à cinq centimes seulement. Les Romains ne les payaient qu'un *quadrans*, un liard de notre monnaie.

Sous le rapport de la prophylactique et de l'hygiène, tout ce qui vient d'être dit sur les avantages des bains médicinaux ou des bains simples par ablutions, substitués aux bains par immersion prolongée, en décidera, nous l'espérons, l'adoption partout où le besoin s'en fait depuis longtemps sentir. Pour les casernes, les vaisseaux, les hôpitaux, les prisons, les établissements d'éducation, etc.; pour les grands ateliers, ainsi que nous l'avons avancé, ce serait une amélioration immense dont bientôt on apprécierait les heureux résultats.

A l'établissement des bains, dans chaque lieu d'eaux minérales, il sera annexé, autant que possible à proximité de la source la plus alcaline, un pavillon consacré au traitement des maladies dartreuses par le mode d'ablution dit à l'orientale. L'édifice principal, isolé dans un jardin pittoresque, sera formé d'un parallélogramme dont les grands côtés seront tournés à l'orient et à l'occident; sa grandeur sera proportionnée au nombre présumé des malades qui fréquentent ces bains (cent cinquante à deux cents environ). L'emplacement du bain proprement dit sera partagé en deux parties égales (côté des hommes, côté des femmes) par un vestibule et par les appareils de chauffage, qui seront communs, soit pour les salles et cabinets, soit pour l'eau. De chaque côté s'ouvriront, sur un large couloir, les entrées d'une série de cabinets (dix ou douze au moins), dans chacun desquels sera placé un large lavabo destiné aux ablutions; un nombre égal de cuvettes supplémentaires sera disposé, hors des cabinets, autour de la salle ou du préau; au centre de l'un ou de l'autre sera établie une fontaine d'eau froide jaillissante. Chaque cuvette sera haute de 80 centimètres et devra pouvoir contenir au moins vingt litres d'eau (deux seaux). (V. le plan, pl. 7 et 8.)

Chaque malade apporte au bain un flacon de la solution alcaline saturée, une boîte de l'écume ou une tablette du limon pour les embrocations, une brosse à longues soies, dite à poils de chèvre, une éponge fine et, pour quelques cas, un grattoir ou strigile. Le linge à l'usage des malades devra toujours être rincé dans une eau de soude ou de potasse.

On peut réduire au nombre de huit temps les divers procédés usités pour un bain complet par ablutions.

1° En arrivant au bain, le malade met ou fait mettre dans la cuvette le limon alcalin ou l'écume, qu'on fait ensuite mousser avec la brosse mouillée.

2° On savonne, avec la brosse, tout le corps, la tête comprise, puis, dans quelques cas, on passe le grattoir (strigile). (V. pl. 1, 2, 3.)

3° On emplit la cuvette d'eau minérale.

4° Le malade verse *lui-même* dans l'eau minérale la quantité de la solution alcaline qui lui a été prescrite, et dont la dose peut varier chaque jour, suivant les effets qui ont été obtenus. (V. pl. 4.)

5° On lave ensuite tout le corps à grande eau avec la brosse ou bien avec une grosse éponge fine, trempée à plusieurs reprises dans l'eau minérale de la cuvette.

6° On oint la peau avec de l'huile parfumée, suivant le choix qu'en fait le malade.

7° On lave de nouveau avec la même eau que contient la cuvette, ou mieux, avec de nouvelle eau minérale pure.

8° Enfin, on essuie toutes les parties mouillées avec des linges secs et un peu rudes, on sort ensuite pour faire quelques tours de promenade en plein air. (V. pl. 6.)

Quelque minutieux et longs qu'ils paraissent, ces soins ne doivent cependant pas employer plus de trois quarts d'heure; dans un bain commun il faut que, d'heure en heure, au moins dix minutes puissent être consacrées à nettoyer la cuvette et à ranger le cabinet.

Dans un bain d'eau minérale, établi suivant nos vues, chaque cuvette des cabinets est munie d'un conduit disposé à recevoir un tuyau à injection avec ses ajutoirs de différentes formes et dimensions. La faible pression exercée par la petite quantité d'eau que contient la cuvette et le peu de hauteur qu'a sa chute, suffisantes pour le but qu'on se propose (V. pl. 7.), n'offrent pas les très-graves inconvénients et les dangers même qu'ont toujours les injections faites au moyen des douches ascendantes ordinaires. (V. pl. 6.)

Nous terminerons ici les considérations qui font l'objet de ce mémoire par ces paroles remarquables d'Alibert: « Les dartres sont sans contredit les maladies qui ont fait verser le plus de larmes, et qui, dès l'origine de cet univers, se sont le plus appesanties sur les races humaines. Est-il sur la terre une infortune à laquelle on puisse les comparer! Voir la mort s'avancer à pas lents, et tant souffrir avant qu'elle arrive; s'endormir et s'éveiller dans la corruption, marcher dans la honte, s'abreuver de dégoût, perdre toutes ses sympathies; être à chaque instant témoin des répugnances qu'on inspire, est-il un sort plus digne de commisération! Ah! si quelque médecin, à force de veilles, trouvait un spécifique contre des affections si redoutables, il marcherait de pair avec les Asclépiades dans la science qui élève l'homme jusqu'au rang des dieux; il faudrait placer sa statue à côté de celles de Torti et de Jenner; nos orateurs n'auraient point assez de louanges, nos académiciens assez de couronnes pour le récompenser. »

Nous n'avons nulle prétention à ces glorieux triomphes qu'appelle Alibert sur celui qui trouvera un remède contre les maux dont il a fait un tableau si sombre, si terrible, et pourtant si fidèle; mais en approchant du terme d'une carrière laborieusement parcourue, nous avons voulu tenter un dernier effort, afin de propager une idée dont la réalisation doit affranchir l'humanité du plus permanent, du plus général et du plus hideux de ses fléaux.

Imprimerie de Hennuyer et Turpin, rue Lemercier, 24. Batignolles.

Pl. 1

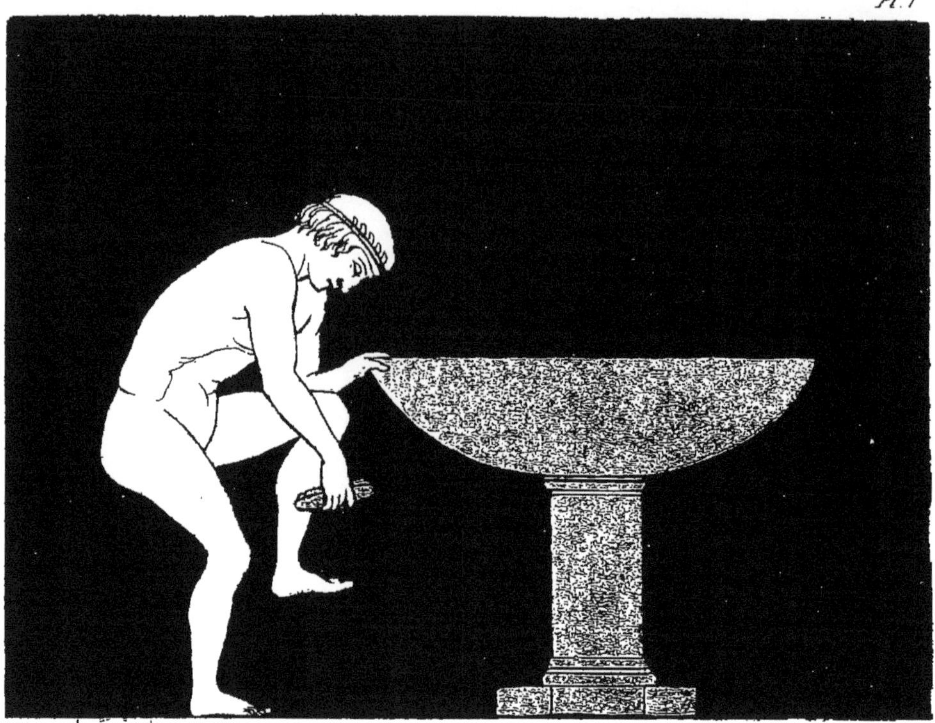

Tyschbe Morel lith

Pl. 2.

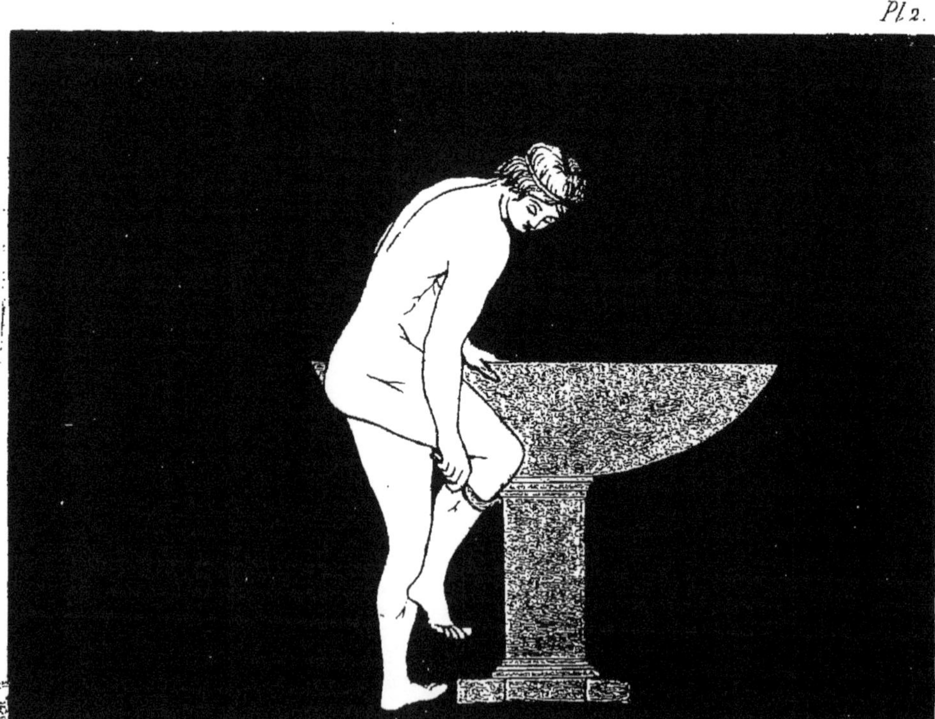

 Morel inv. et lith

Pl. 3.

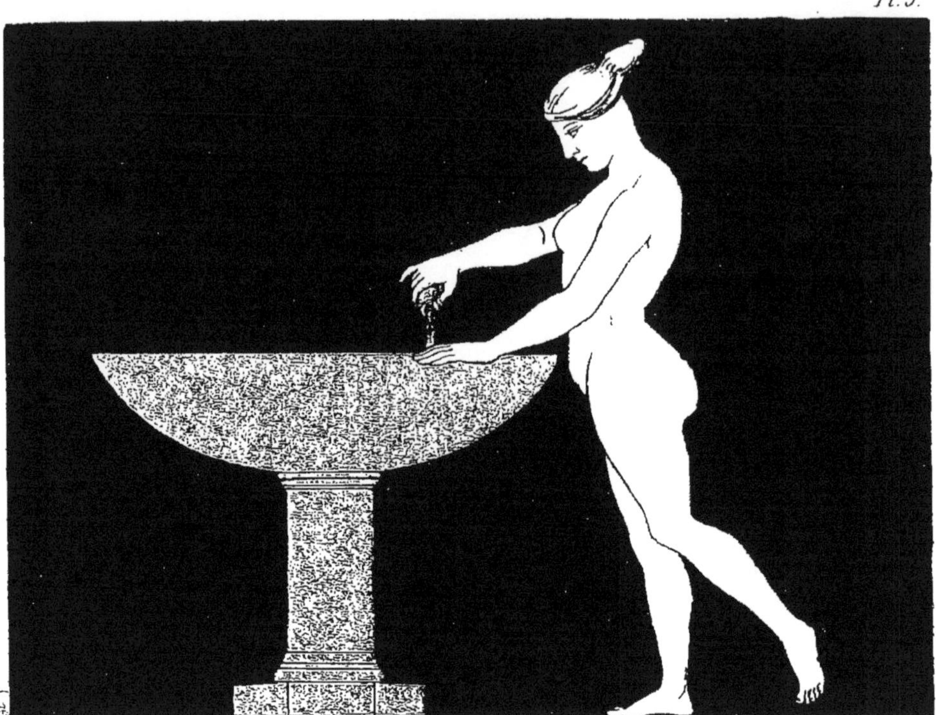

 Stackelberg — Morel

Pl. 4.

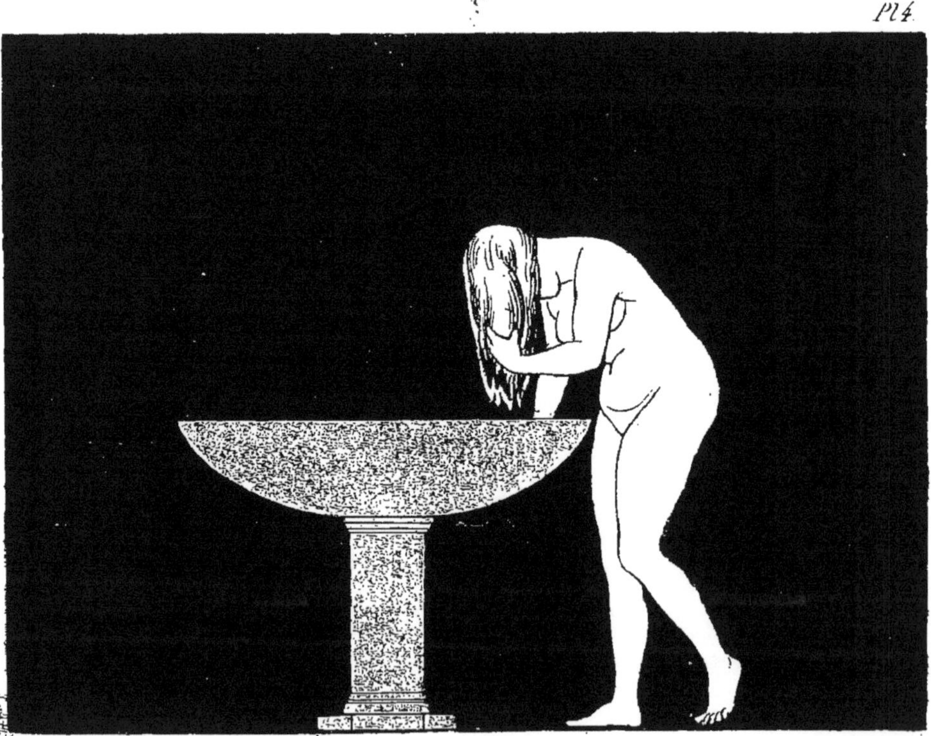

 Maison-neuve — Morel

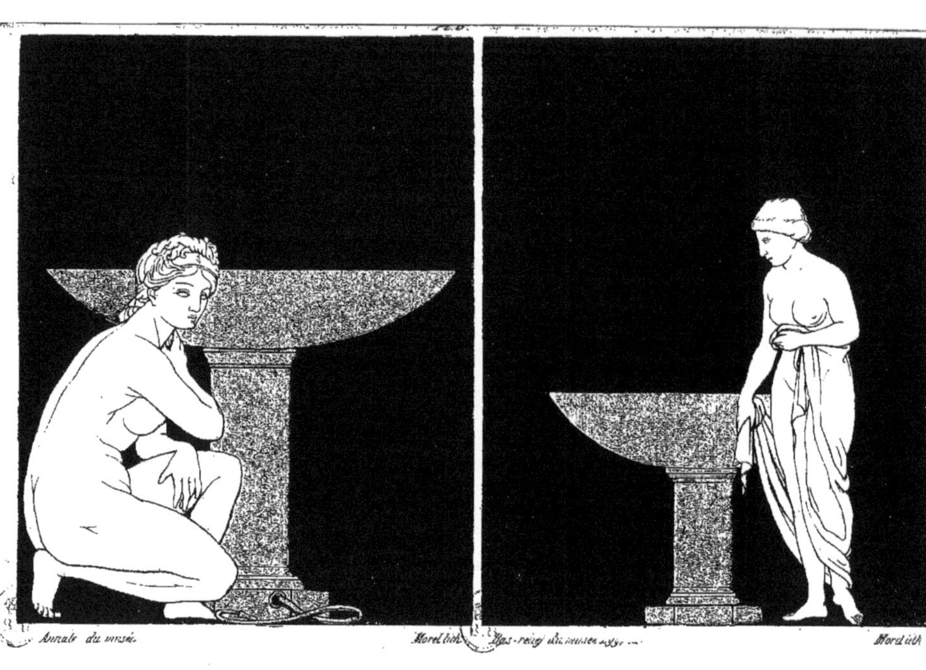

Annale du musée — Morel lith

Morel lith

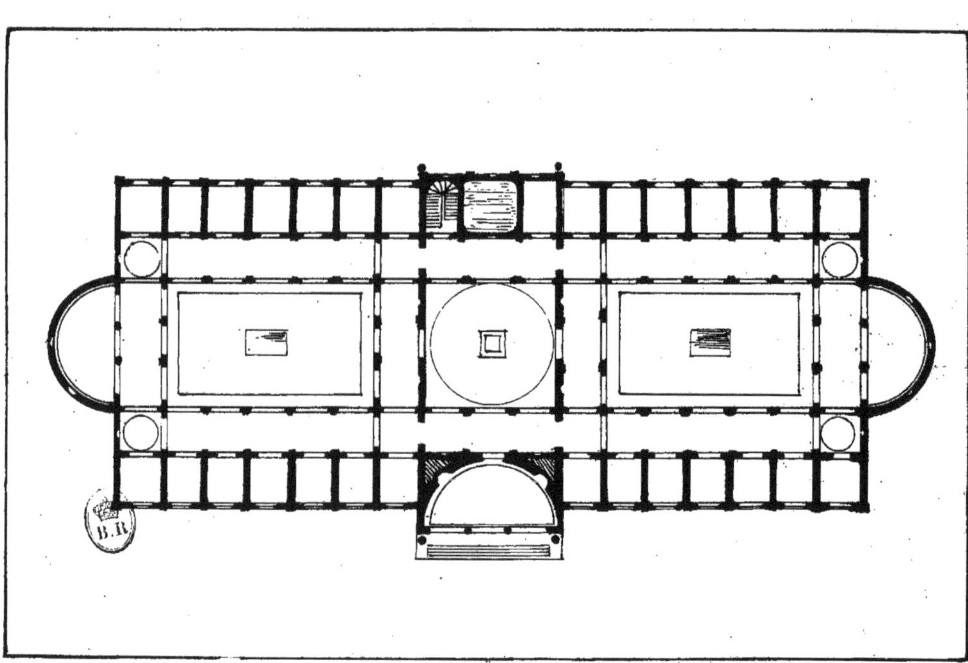

Hexeau del *Im. Lemercier à Paris*

Pl. 8.

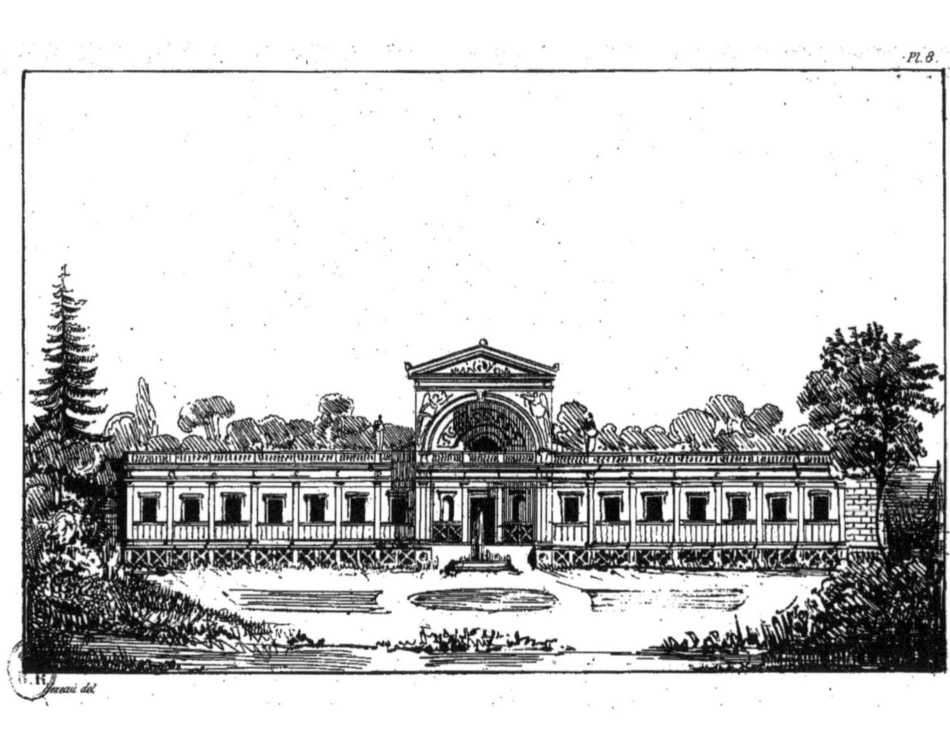

Jezeau del.

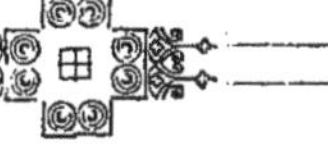
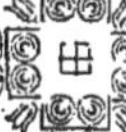

TABLE DES MATIÈRES.

Ouvrages du même Auteur.

Instruction aux mères sur le croup.

Des accidents qui exigent de prompts secours.

Zoologie comparée, considérée dans ses rapports avec les arts.

Napoléon à Sainte-Hélène, opinion d'un médecin sur les causes de la maladie et de la mort de l'Empereur.

Des écoles sous le rapport de l'éducation physique et de l'hygiène.

Des parasites cutanés de l'homme, théorie rationnelle de la cause et du traitement des maladies de la peau.

Des entomogénoses cutanées, comparées, dans les végétaux et les animaux en général et chez l'homme en particulier. (Avec atlas. *Sous presse.*)

Imprimerie de HENNUYER et TURPIN, rue Lemercier, 24. Batignolles.

www.ingramcontent.com/pod-product-compliance
Ingram Content Group UK Ltd.
Pitfield, Milton Keynes, MK11 3LW, UK
UKHW020313220726
13923UKWH00003B/1116